AF252567

DISPENSAIRE-ÉCOLE

ET

CLINIQUE

de l'Enseignement Médical Complémentaire

FONDÉ SOUS LE PATRONAGE

de l'INSTITUT CATHOLIQUE de PARIS

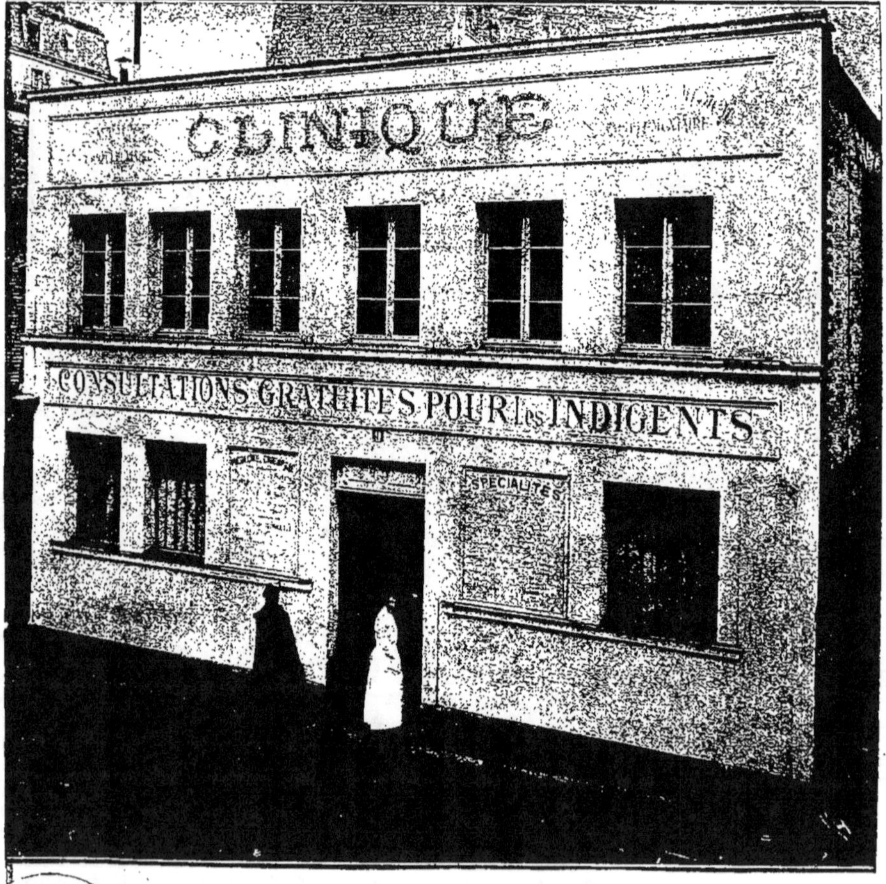

BOURGES

IMPRIMERIE Vᵛᵉ TARDY-PIGELET & FILS

15, RUE JOYEUSE, 15

—

1909

Dispensaire-École

ET

Clinique

DE

L'ENSEIGNEMENT MÉDICAL COMPLÉMENTAIRE

FONDÉ SOUS LE PATRONAGE

de l'Institut Catholique de Paris

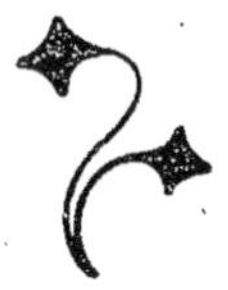

INAUGURATION

DU

DISPENSAIRE-ECOLE

DE

l'Enseignement Médical Complémentaire

Le Mercredi 16 Décembre, l'*Enseignement Médical Complémentaire* inaugurait au 9 de la rue des Plantes. son *Dispensaire-Ecole* avec *Clinique gratuite* pour les malades indigents. Fondé par l'Association Générale des Étudiants Catholiques (Cercle du Luxembourg), sous le patronage de l'Institut Catholique de Paris, avec la haute approbation de NN. SS. les Evêques et en particulier de S. G. Monseigneur l'Archevêque de Paris qui avait bien voulu en accepter la Présidence d'Honneur, l'*Enseignement Médical Complémentaire* comprend actuellement vingt-quatre cours faits régulièrement devant un auditoire nombreux d'étudiants et de médecins.

Pour compléter son organisation, l'*Enseignement Médical Complémentaire*, résolut de fonder un *Dispensaire Ecole* ayant pour but :

1° De donner des soins à tous les indigents qui désirent être traités dans un dispensaire catholique. Des consultations gratuites de Médecine, de Chirurgie et de différentes spécialités sont données par les Professeurs de l'*Enseignement Médical Complémentaire*, secondés par des praticiens consciencieux et dévoués. En outre, tous les médicaments doivent être distribués gratuitement, dès que les ressources du Dispensaire le permettront.

2° De former des médecins très instruits dans la pratique de leur art et profondément conscients de tous leurs devoirs envers les malades : science et dévouement, telle est la belle devise que le nouveau Dispensaire-Ecole s'efforce de faire sienne de plus en plus et d'inculquer quotidiennement à tous ceux qui lui feront l'honneur de fréquenter ses cours.

S. G. Monseigneur l'Archevêque de Paris, qui n'a cessé d'encourager les fondateurs de l'Œuvre de l'*Enseignement Médical Complémentaire*, avait bien voulu venir inaugurer et bénir lui-même le *Dispensaire-Ecole* de la rue des Plantes.

A cette inauguration assistaient tout le Corps des Professeurs et des Médecins du Dispensaire et de nombreuses notabilités catholiques, parmi lesquelles : Mgr Baudrillart, Recteur de l'Institut Catholique de Paris, MM. le chanoine Blériot, curé de St-Pierre de Montrouge, le chanoine Bousquet, Vice-Recteur de l'Institut Catholique, le chanoine Fonssagrives, Directeur de l'Association Générale des Etudiants Catholiques (Cercle du Luxembourg), l'abbé Lauras, Directeur de la Conférence Laënnec ; le comte de Franqueville, membre de l'Institut, Président du Conseil d'Administration de l'*Enseignement Médical Complémentaire* et la comtesse de Franqueville ; le duc de la Roche-Guyon, Président du Cercle du Luxembourg ; M. Terrat, Doyen de la Faculté Catholique de Droit ; Mme et Mlle Terrat, MM. Revilloux et Briot, Professeurs à l'Institut Catholique ; le Docteur Le Bec, Président de la Société St-Luc, St-Côme et St-Damien ; le Docteur Blache, de l'Académie de Médecine ; le baron Angot des Rotours, Administrateur délégué de l'Hôpital St-Joseph ; la Supérieure de l'Hôpital St-Joseph, M. Chobert, le Général et Mme Gonse, Mmes Gripon, Le Marois, Carpentier, M. et Mme Maurice Carpentier, M. Emery, Mmes de Grandmaison, Rondeau, Le Fur, Thomas, Mayet, Pierra, Meslay, Cauzard, Trannoy, etc., etc.

MM. les docteurs de Grandmaison et Le Fur prirent successivement la parole pour exposer le but du *Dispensaire-Ecole*, puis Mgr Amette, dans une improvisation charmante, félicita les organisateurs de l'*Enseignement Médical Complémentaire* et adressa un éloquent appel à la charité des personnes présentes.

ALLOCUTION

De M. le Docteur DE GRANDMAISON

Président du Comité des Professeurs
de *l'Enseignement Médical Complémentaire*

Monseigneur,

J'éprouve une douce émotion à vous souhaiter ici la bienvenue au nom des membres de l'enseignement médical complémentaire. En daignant aujourd'hui nous honorer de sa visite, Votre Grandeur consacre d'une manière définitive les efforts que nous déployons, dans notre modeste sphère, pour suivre la voie indiquée par notre grand Pape Pie X, et mériter les encouragements que Sa Sainteté nous a fait adresser par Son Eminence Monseigneur Merry del Val.

Dans les temps troublés que nous traversons, quand l'athéisme est devenu religion d'Etat; quand le nom seul de Dieu est opiniâtrement banni des programmes officiels; quand insulter aux choses saintes est un titre de gloire; quand, au contraire, montrer sans hésitation ses convictions religieuses équivaut à une forfaiture; les catholiques, à quelque classe sociale qu'ils appartiennent, doivent se raidir contre l'envahissement du mal et s'associer à l'œuvre de Dieu.

En médecine, plus que dans toute autre science, la foi est nécessaire à l'homme. Incessamment ramené à la matière par l'étude du cadavre qu'il dépouille pour y saisir les causes et la nature des misères et des défaillances de l'humanité, le médecin a besoin de réconfort; il ne peut le trouver que dans l'idée de Dieu. Et pourtant, ce sont les médecins qui s'acharnent le plus à la combattre! Certes, nous comptons parmi nous des gloires pures et tout imprégnées de la foi : Laënnec, Cruveilhier, Pasteur, Claude Bernard, ont vécu et sont morts en chrétiens. Sans parler des morts, nous comptons parmi les membres de notre Comité de perfectionnement, d'illustres et catholiques savants. Ce n'est là cependant qu'une minorité! Que d'autres, au contraire, sacrifient tous les jours leurs convictions à leur désir d'arriver et n'hésitent pas à enseigner aux jeunes générations médicales des erreurs déconcertantes. En nous organisant pour fonder *l'Enseignement Médical Complémentaire*, nous avons voulu prouver qu'on pouvait être catholique convaincu et cependant médecin sérieux et même instruit.

Certes, il est bien de conserver isolément ses convictions et sa foi; mais cela ne suffit plus, le groupement des bonnes volontés est indispensable. Il appartenait à l'Institut Catholique de Paris d'encourager notre tentative; aussi, je tiens à saluer encore en Votre Grandeur, le représentant le plus autorisé de l'Episcopat protecteur de l'Université Catholique, et je vous demande d'associer à votre nom, dans un même sentiment de gratitude, celui de son vénéré Recteur, Monseigneur Baudrillart, votre vicaire général.

Malgré son haut appui, malgré la généreuse initiative du président de notre Conseil d'administration, M. de Franqueville, nous n'avons pas inauguré sans appréhension notre enseignement au mois de Mai dernier. La Providence nous a bénis, et, comme vous le dira tout-à-l'heure notre secrétaire général, plus de soixante élèves sont venus à nous dès la première heure. Dans l'hospitalière maison du Cercle du Luxembourg, mise à notre disposition par M. le Chanoine Fonssagrives, les cours, pourtant nombreux, furent suivis avec une assiduité et une régularité qu'auraient pu nous envier beaucoup de professeurs officiels. Malheureusement, et c'était là le défaut de notre cuirasse, notre enseignement ne fut d'abord que théorique, nous manquions de malades, et, sans eux, la médecine ne s'apprend pas.

Le Comité des Professeurs nomma donc une commission chargée de combler cette lacune. Ah! la pauvre commission! Monseigneur, elle en a vu de dures! Tour à tour portée sur les flots de l'espérance et précipitée dans le gouffre du désespoir, elle a parcouru les divers quartiers de Paris, sollicité les concours les plus divers, le tout sans résultat, si bien que nous étions menacés de reprendre notre enseignement sans avoir de cours vraiment pratiques.

La Providence nous a conduits enfin dans ce quartier de Montrouge, à deux pas des hôpitaux catholiques de N.-D. de Bon-Secours et de Saint-Joseph, sur la paroisse de M. le Chanoine Blériot, à qui j'adresse nos plus vifs remerciements pour l'aide qu'il nous a procurée.

Notre Secrétaire-général, le D^r Le Fur, et notre Trésorier, le Dr Rondeau se sont mis à l'œuvre, ont consacré leur temps à l'installation de ce modeste pavillon qui n'attend plus, Monseigneur, que Votre Bénédiction.

Si la philantrophie officielle inaugure ses fondations avec pompe et tapage, les catholiques, eux, inaugurent les leurs par la prière. Voilà pourquoi, Monseigneur, vous allez bénir notre Dispensaire-Ecole; et vous bénirez en même temps notre œuvre, nos familles, nos amis. Ainsi vous nous donnerez l'énergie de mener à bien la charge que nous a confiée l'Institut Catholique de Paris, et nous pourrons porter haut et ferme le drapeau de la Science Médicale Catholique et Française!

RAPPORT

SUR

« l'Enseignement Médical Complémentaire »

Par M. le Docteur LE FUR

Secrétaire général de l'Enseignement Médical Complémentaire

MONSEIGNEUR, MESDAMES, MESSIEURS,

En ce moment où les réformes médicales sont tout à fait à l'ordre du jour, et où l'enseignement médical libre est réclamé par la presque unanimité du corps médical, il importait d'attirer l'attention des catholiques sur l'*Enseignement Médical Complémentaire* fondé à l'Association Générale des Etudiants Catholiques, sous le patronage de l'Institut Catholique, avec le concours d'un groupe de médecins et chirurgiens des hôpitaux, d'anciens chefs de clinique, d'anciens internes des hôpitaux et de praticiens spécialistes.

Cet *Enseignement Médical Complémentaire* qui est né au Cercle du Luxembourg de l'initiative heureuse de certains de nos collègues, encouragés par M. le chanoine Fonssagrives, a trouvé dès le début, dans l'Institut Catholique et en particulier dans son éminent recteur, Mgr Baudrillart, l'appui le plus généreux et le plus éclairé. NN. SS. les Evêques protecteurs de l'Institut Catholique, et en particulier Votre Grandeur, qui a consenti à accepter la présidence d'honneur de notre enseignement et qui nous fait aujourd'hui l'honneur de présider l'inauguration de notre Dispensaire-Ecole, ont bien voulu accorder leur bienveillante protection au groupement que nous avions formé. Un Conseil d'Administration, comptant de nombreuses notabilités catholiques, à la tête duquel se trouve M. le Comte de Franqueville, Membre de l'Institut ; un Comité de Perfectionnement comprenant de hautes personnalités médicales ont été aussitôt constitués.

Sous de tels patronages, l'Œuvre naissante ne pouvait que se développer rapidement. Et, en effet, le succès le plus complet a répondu aux efforts des organisateurs.

L'*Enseignement Médical Complémentaire*, inauguré le 27 avril 1908, comprend déjà une vingtaine de cours, dont l'énumération suffit à montrer l'importance de l'œuvre entreprise. Toutes les spécialités s'y trouvent représentées, et l'ensemble des cours constitue un enseignement très complet et parfaitement adapté aux besoins des étudiants et des praticiens. Deux séries de cours, de trois mois chacune, ont lieu deux fois par an, l'une en hiver, l'autre en été, et groupent dès à présent, à chaque série, environ une centaine de médecins et d'étudiants sous la direction des vingt professeurs, chaque cours comprenant une moyenne de 40 à 60 auditeurs. C'est donc, pour le moment, 200 médecins ou étudiants qui fréquentent chaque année les 20 cours de l'*Enseignement Médical Complémentaire*, Mais ce n'est là qu'un chiffre d'attente, et nul doute qu'il ne soit largement dépassé l'an prochain et les années suivantes.

A quoi tient donc ce succès que nos amis et nos adversaires eux-mêmes s'accordent à constater ? C'est que l'*Enseignement Médical Complémentaire* vient absolument à son heure.

Le grand mérite de cette entreprise n'était pas seulement de combler, en partie tout au moins, une lacune que Mgr d'Hulst, et les différents Recteurs de l'Institut Catholique avaient bien souvent déplorée : à savoir l'absence d'enseignement médical à l'Institut Catholique. C'était encore de réaliser des desiderata réclamés à l'heure actuelle par tous les étudiants et tous les médecins. L'on sait, en effet, que l'enseignement donné à la Faculté de Médecine de Paris, fortement critiqué aux derniers Congrès des Médecins praticiens de Paris et de Lille, est en général un enseignement beaucoup trop théorique, insuffisamment adapté aux tendances essentiellement pratiques et techniques de la médecine contemporaine : l'enseignement des spécialités, notamment, y est très incomplètement donné. C'est ainsi que, pour s'en tenir à quelques exemples, il n'existe pas encore à la Faculté de Médecine de Paris des cours officiels d'électrothérapie, de rayons X, d'hydrothérapie, de massage, de thérapeutique par les eaux minérales, par les agents physiques, de maladies de la gorge, du nez et des oreilles, de médecine sociale et professionnelle, d'accidents du travail, etc., cours que nous avons créés dans l'*Enseignement Médical Complémentaire*, car ils répondent absolument à des nécessités actuelles.

Aussi comprend-on que le besoin très nettement ressenti par la totalité des étudiants et des médecins de l'enseignement officiel reçu à la Faculté ait déterminé l'éclosion d'un certain nombre de groupements d'*Enseignement Médical Complémentaire* ; un *Enseignement médical libre* s'est ainsi fondé à côté de l'enseignement médical officiel, fait très heureux en lui-même, car l'enseignement médical libre est la meilleure garantie de l'enseignement médical officiel, la concurrence produisant là, comme partout, ses heureux effets.

Il est intéressant et consolant à la fois de constater que les médecins catholiques ne sont pas restés en arrière, en ce qui concerne ce mouvement de l'enseignement médical libre, et qu'ils ont su, en groupant leurs forces, encouragés par l'Institut Catholique de Paris, organiser un *Enseignement Médical Complémentaire* déjà imposant par le nombre des cours et des élèves qui les fréquentent.

Permettre à l'étudiant qui termine ses études, au jeune docteur qui vient de subir sa thèse, au médecin-praticien déjà installé, et qui désire se tenir au courant des progrès incessants de la médecine, de compléter leurs études sur certains points, de se perfectionner dans certaines branches de l'art médical, tel est donc l'un des buts poursuivis par notre *Enseignement Médical Complémentaire*.

Mais, dans un enseignement donné par des médecins catholiques, et qui se présente sous le haut patronage de l'Institut Catholique de Paris, la partie morale et philosophique ne pouvait être négligée. Celle-ci se trouve développée dans le cours de Déontologie et dans des conférences traitant des questions philosophiques connexes aux questions scientifiques (de l'origine de l'homme, des doctrines transformistes, de la cellule, etc.), et qui s'adressent aux médecins et aux étudiants.

A côté de l'enseignement scientifique et doctrinal, nous n'avons eu garde d'oublier l'enseignement professionnel si négligé à la Faculté : il est nécessaire, en effet, que le médecin soit profondément instruit de tous ses devoirs envers les malades, devoirs qui se doublent même pour nous, médecins catholiques, dans certaines circonstances, d'obligations religieuses.

Science et dévouement, comme nous vous le disions dans la circulaire que nous vous avons adressée, telle est la belle devise que le nouveau dispensaire-école s'efforcera de faire sienne de plus en plus et d'inculquer quotidiennement à tous ceux qui lui feront l'honneur de suivre ses cours.

Pour répondre au besoin d'instruction pratique, qui formait la caractéristique de notre Enseignement complémentaire, il nous fallait avoir un local où se trouveraient accumulés tous ces matériaux d'enseignement clinique dont devaient profiter nos élèves. C'est alors que nous avons créé ce *Dispensaire-Ecole*, à l'inauguration duquel vous voulez bien assister aujourd'hui. Nous l'avons nommé ainsi, montrant bien par là le double but qu'il devait remplir.

Comme Ecole d'Enseignement d'abord, son utilité est incontestable, nous venons de le montrer.

Mais nous pensons aussi vous intéresser très particulièrement Mesdames et Messieurs, en insistant sur le bien considérable réalisé par le dispensaire : des consultations gratuites de médecine, de chirurgie et de toutes les spécialités, sont données tous les jours pour les indigents par les professeurs de l'*Enseignement Médical Complémentaire*, secondés par des médecins dévoués. Pour éviter aux ouvriers une perte de temps considérable qui, souvent, s'accompagne de la perte de leur place, comme cela arrive lorsqu'ils suivent les consultations des hôpitaux dans la matinée ou l'après-midi, nous avons organisé, le soir après dîner, des consultations qui sont très fréquentées : ce côté philanthropique et social de notre Dispensaire sera certainement apprécié, comme il convient, par les catholiques charitables qui ont bien voulu répondre à notre appel.

Les maladies les plus fréquentes — ce que nous appelons en médecine *la pratique courante* — sont soignées et enseignées à nos consultations du Dispensaire. Les cas plus graves, comportant l'hospitalisation des malades, sont transportés dans les hôpitaux catholiques voisins : à l'hôpital Notre-Dame de Bon-Secours ou à l'hôpital Saint-Joseph, qui ont bien voulu ouvrir la porte de leurs services à l'*Enseignement Médical Complémentaire*.

Voilà pourquoi nous avons choisi ce quartier de Montrouge — vous obligeant, il est vrai, à une course lointaine — mais concentrant ainsi dans le même rayon les ressources d'assistance et d'enseignement, permettant dès lors aux élèves d'en profiter sans qu'ils aient à se déplacer et à perdre du temps ; l'expérience a démontré depuis longtemps que c'était là une condition indispensable au succès de tout *Enseignement Médical Complémentaire*.

Le local dont nous disposons au Dispensaire n'est ni considérable, ni luxueux ; — vous pouvez, Mesdames et Messieurs, vous en rendre compte, — notre budget ayant été forcément très limité au début. Mais il est propre, l'on peut y soigner de nombreux malades et, en réalité, les consultations sont déjà très suivies.

Nous n'ignorons pas les multiples améliorations et perfectionnements qui seraient désirables : développer les consultations, parfaire l'aménagement intérieur, augmenter l'instrumentation et les appareils thérapeutiques, afin de n'avoir pas le regret, comme cela nous est arrivé dernièrement encore, d'être obligé d'adresser certains malades spéciaux à des hôpitaux de l'Assistance Publique ; avoir des planches et des dessins pour faciliter les leçons des professeurs ; créer, à côté des cours destinés aux médecins et aux étudiants, des cours pratiques à l'usage des gens du monde, d'autres suceptibles de former de bons infirmiers et de bonnes infirmières ; enfin et surtout fournir des médicaments gratuits à tous les indigents qui s'adresseront à nous, ce qui amènerait immédiatement un courant considérable de malades dont profiterait l'enseignement médical, voilà ce qui nous reste encore à réaliser.

Jusqu'à présent, quelques généreux bienfaiteurs nous ont permis de faire face à nos dépenses ; mais il ne faudrait pas que la limitation de notre budget arrêtât maintenant l'essor du Dispensaire et de l'*Enseignement Médical Complémentaire* qui lui est intimement lié.

Nous comptons pour cela, Mesdames et Messieurs, sur votre générosité, en attendant le moment où la Providence nous procurera un local plus grand, digne de l'importance de notre organisation. Nous ne pouvons oublier que non loin de nous se trouve la Terre Promise, représentée à nos yeux par l'hôpital Notre-Dame du Bon-Secours, et que la rue des Plantes n'est pas bien longue à traverser.

A ce moment d'ailleurs, les dépenses et les efforts accomplis ne l'auront pas été en pure perte, puisque nous pourrons faire bénéficier l'hôpital qui nous accueillera, d'une clientèle déjà toute constituée, et d'une installation technique complète.

Veuillez m'excuser, Mesdames et Messieurs, d'avoir ainsi retenu votre attention et d'être entré dans le détail à propos de l'organisation de l'*Enseignement Médical Complémentaire* et de notre *Dispensaire-Ecole*. Mais l'œuvre est belle, intéressante et vaut vraiment la peine qu'on s'y dévoue. Permettez-moi en terminant de faire aussi appel à vos sentiments patriotiques, et de vous mettre au courant de l'effort considérable qui a été tenté en Allemagne à propos de l'*Enseignement Médical Complémentaire*. Celui-ci, inauguré à Berlin en 1880, comptait 159 auditeurs et 31 professeurs ; en 1904, 1500 médecins, c'est-à-dire plus de la moitié des médecins de Berlin suivirent ces cours complémentaires, non officiels, faits par 160 professeurs. Actuellement, il n'est pas exagéré d'affirmer qu'à Berlin comme dans les principales villes de l'empire (Francfort, Wiesbaden, Cologne) les deux tiers des médecins au moins suivent ces cours complémentaires. Il est vrai de dire que l'Empereur, l'Impératrice et le Chancelier M. de Bülow ont accordé leur patronage à cette œuvre d'enseignement médical libre ; une souscription publique a permis de recueillir, en 2 mois, 1.150.000 marks, c'est-à-dire près de 1.500.000 francs.

La Maison de l'Impératrice Frédéric, qui sert maintenant de siège central à l'œuvre d'enseignement médical complémentaire, pour les nombreux cours pratiques et les conférences qui s'y donnent, possède à l'heure actuelle un matériel unique au monde d'instruments, de planches coloriées et de pièces en cire que les différentes villes de l'empire allemand ou même des villes de pays étrangers peuvent louer pour leur enseignement.

Voilà ce que peut l'initiative privée, encouragée par les pouvoirs publics, dans un Etat décentralisé et autonome comme l'Empire allemand. En France, nous n'avons pas à compter sur le concours de l'Etat pour mener à bien de pareilles entreprises : mais étant donné la merveilleuse supériorité de notre enseignement clinique français, qui fait l'admiration de tous les étrangers, et la richesse de nos ressources hospitalières, étant donnée aussi la générosité bien connue des initiatives privées dans notre pays, il ne faut pas désespérer d'atteindre à d'aussi beaux résultats.

Et ce serait, n'est-il pas vrai, Mesdames et Messieurs, un honneur pour les catholiques français, après avoir compris l'utilité de ce grand effort, de le réaliser courageusement, en organisant un enseignement médical libre qui aurait sa place marquée à côté de l'enseignement officiel, qui aurait un grand retentissement parce qu'il serait très suivi, et qui rendrait les plus grands services au triple point de vue scientifique moral et religieux.

ALLOCUTION

De S. G. Monseigneur l'ARCHEVÊQUE DE PARIS

Président d'Honneur
de *l'Enseignement Médical Complémentaire* (1)

MESDAMES ET MESSSIEURS,

Après ce que nous venons d'entendre, je pense que je n'ai pas besoin d'expliquer ni de justifier ma présence ici, en ce jour d'inauguration du dispensaire-école.

(1) Nous reproduisons cette allocution telle que la sténographie nous a permis de la recueillir.

Ces messieurs, qui viennent de parler d'une façon détaillée d'une œuvre si intéressante, si jeune, si prospère, l'ont caractérisée merveilleusement en la présentant comme une œuvre de science et comme une œuvre de charité.

C'est une œuvre de science, puisqu'elle a pour objet de compléter l'enseignement médical qui se donne dans les facultés officielles, et n'est-ce pas un honneur pour l'Eglise que de voir ses fils se montrer des premiers en France à organiser ce complément nécessaire de l'enseignement officiel de la médecine, dont on vient de nous dire le merveilleux développement en Allemagne?

M. le Docteur de Grandmaison a fait ressortir combien il est important d'établir par les faits, par l'exemple, qu'il n'y a pas incompatibilité entre la science du médecin la plus étendue, la plus éclairée, et la foi catholique la plus ferme, la plus courageuse.

Il a cité, pour cela, des noms de morts illustres ; il aurait pu citer des noms de vivants, et les prendre dans votre Comité de perfectionnement.

N'y eût-il, Messieurs, que ce groupement d'un grand nombre de médecins à Paris autour d'un établissement catholique, et l'affirmation qu'ils apportent publiquement à nos croyances, n'y eût-il, dis-je, que cet exemple, nous aurions fait ici une œuvre apologétique.

Je ne m'étonne pas que cette initiative ait été prise par le très zélé aumonier du Cercle catholique du Luxembourg ; le nom qu'il porte, le souvenir de la vie si chrétienne et des travaux célèbres de son père, lui ont montré, bien vivante, l'alliance étroite qui peut se réaliser dans le même homme de la science la plus étendue et de la foi catholique la plus dévouée; cette alliance même que vous désirez réaliser dans votre enseignement aussi bien que dans vos actes.

Aussi, lorsque M. l'abbé Fonssagrives est venu me communiquer son projet, d'accord avec le distingué Recteur de l'Institut Catholique, n'ai-je eu aucune hésitation à y applaudir, à l'approuver, à m'y associer.

Mes vénérés collègues, les Evèques protecteurs de l'Institut Catholique, ont été comme moi très heureux de participer à cette œuvre. Ne pouvant, hélas, malgré les vœux si souvent exprimés depuis trente ans, constituer à l'ombre de notre Institut Catholique une Faculté Catholique de Médecine, nous avons unanimement donné notre approbation à cette tentative d'un *Enseignement Médical Complémentaire* professé par des docteurs catholiques, adressé à des étudiants et à de jeunes médecins catholiques, car vous allez faire, par là même, œuvre de science libre, et de science chrétienne. Comment cette œuvre ne rencontrerait-elle pas dans tous les esprits et dans tous les cœurs, la sympathie que méritent à la fois vos labeurs, votre zèle et votre générosité.

Ce m'est donc une douce joie de venir bénir ce dispensaire-école au nom de la Sainte-Eglise, qui n'est pas — comme on le dit — hostile à la vraie science, mais qui l'encourage et la bénit.

En même temps que c'est une œuvre de science qui s'accomplit ici, et qui est nécessaire au point de vue du complément de l'enseignement officiel, c'est aussi une œuvre de charité, et cette pensée, Mesdames, me paraît plus capable de toucher vos cœurs si accessibles à la compassion pour la souffrance.

Messieurs les Docteurs qui enseigneront, Messieurs les Etudiants qui suivront les cours pratiques dans ce dispensaire-école, auront, en effet, pour principal objet de soulager les maux des malades, auprès desquels ils seront les ministres de la charité chrétienne.

Ces dispensaires se multiplient à l'heure actuelle; il y a huit jours, j'en bénissais un autre dans une paroisse voisine de celle-ci, la paroisse St-Anne, dispensaire fondé par la Grande Société de la Croix-Rouge. On peut en créer encore, et beaucoup..., ils ne seront pas de sitôt assez nombreux pour répondre à tous les besoins qui les réclament. Je suis certain que l'on constatera bientôt ici même, comme on le constate déjà au dispensaire de la Croix-Rouge, que les malades affluent de préférence à ces dispensaires où la charité chrétienne s'unit à la science.

Dans peu de temps, Messieurs, vous n'aurez ni place, ni temps, pour recevoir, ni mains même, en nombre suffisantes, pour panser et soulager tous ceux qui viendront réclamer vos soins.

Oui, Mesdames, ce sera une grande œuvre de charité qui s'exercera dans cette maison. L'excellent curé de Montrouge, au cœur si large et si bon, l'a bien compris : il s'est associé à ces messieurs, les a secondés et aidés dans leurs recherches, et il se félicite, aujourd'hui, de voir s'ouvrir auprès de son église, un nouveau foyer d'assistance et de charité pour ses paroissiens souffrants.

Ce n'est point seulement les corps qui seront, dans ce dispensaire-école, l'objet d'une sollicitude toute chrétienne, les âmes, aussi, seront soignées, les âmes, que la science médicale, matérialiste, ne peut pas voir, sous prétexte qu'elle ne les rencontre pas sous le scalpel!

Un grand savant, après avoir décrit tout l'organisme humain, disait : « Je viens de chanter un hymne au créateur! » Combien d'autres ont pu chanter cette hymne!

En étudiant de près ces merveilles de l'organisme, on y reconnaît, en effet, une intelligence supérieure qui l'a façonné, pour servir d'habitation, d'instrument à une âme vivante, à une âme immortelle !

Ce sont donc les âmes qui recueilleront en même temps que les corps, les bienfaits de la charité! Ceux qui souffrent ont toujours besoin de la vraie charité. Si leur cœur est disposé à s'aigrir, lorsque la souffrance devient plus aiguë, il faut qu'ils voient venir à eux cette vraie charité que la foi seule inspire. Et lorsque les malheureux reconnaissent que ceux dont ils expérimentent la bonté réflètent la bonté même de Dieu, il se fait là, pour eux, une véritable prédication muette, mais très efficace, qui rapproche les âmes du Christ.

Le bien qui se fera dans ce dispensaire-école sera donc un bien moral, un bien spirituel, un bien religieux, comme le disait le Docteur Le Fur, en même temps qu'un bien matériel; on y fera œuvre de science et à la fois œuvre de charité.

Je vais bénir cette double œuvre de tout mon cœur; je vais appeler les bénédictions de Dieu sur cette maison, sur tous ceux qui viendront y exercer leur science, et apprendre l'usage qu'il faut en faire, sur tous les pauvres malades qui recevront leurs soins, sur tous les fondateurs, sur le président si généreux du Comité protecteur, sur les bienfaiteurs et sur les bienfaitrices, qui, voyant les résultats produits par leurs libéralités, voudront bien les continuer et même les accroître. M. le Docteur Le Fur nous a laissé entrevoir les nécessités de redoubler à cet effet d'efforts et de sacrifices.

Si modeste que soit le budget de l'Œuvre, il faut en assurer l'exercice; et, pour cette question, c'est à vous, Mesdames, que je m'adresse : c'est sur vous que l'on compte toutes les fois où il faut faire acte de générosité, et j'ai l'absolue confiance que l'attente qu'on aura mise en vous ne sera pas trompée.

ENSEIGNEMENT MÉDICAL COMPLÉMENTAIRE

COURS PRATIQUES

FAITS SOUS LE PATRONAGE

DE L'INSTITUT CATHOLIQUE DE PARIS

CONSEIL D'ADMINISTRATION

Président d'honneur : Mgr l'Archevêque de Paris.

Président : M. le Comte de Franqueville, membre de l'Institut.

Vice-Président : M. l'Abbé Thomas, vicaire général.
         Mgr Baudrillart, recteur de l'Institut catholique.

Secrétaire général : Dr Le Fur.

Trésorier : M. Chobert.

Membres : MM. l'Abbé Bousquet, vice-recteur de l'Institut catholique de Paris ; Denys Cochin ; Chanoine Fonssagrives, directeur de l'Association générale des Étudiants catholiques (Cercle du Luxembourg) ; Goyau ; Hamel ; Abbé Lauras, aumônier de la Conférence Laënnec ; Dr Rondeau ; Baron des Rotours, administrateur délégué de l'Hôpital Saint-Joseph.

COMITÉ DE PERFECTIONNEMENT

MM. Dr Bazy, chirurgien des hôpitaux. — Dr Blache, membre de l'Académie de Médecine. — Dr Branly, professeur à l'Institut catholique. — Dr Briot : professeur de physiologie à l'Institut catholique. — Dr Bucquoy, président de l'Académie de Médecine, médecin honoraire des hôpitaux. — Dr Champetier de Ribes, membre de l'Académie de Médecine, accoucheur des hôpitaux. — Dr Fiessinger, membre correspondant de l'Académie de Médecine. — Dr Guéniot, ancien président de l'Académie de Médecine, accoucheur des hôpitaux. — Dr Le Bec, chirurgien de l'hôpital Saint-Joseph, président de la Société Saint-Luc.

LISTE DES COURS ET DES PROFESSEURS

Chirurgie pratique. — Dr Leuret, chirurgien-adjoint de l'hôpital Saint-Joseph.

Maladie des voies urinaires, — Dr Le Fur, ancien interne des hôpitaux de Paris, ex-chirurgien de l'hôpital Péan.

Gynécologie. — Dr Thoyer-Rozat, ex-professeur agrégé d'accouchement à la Faculté de Médecine de Toulouse.

Accouchements. — Dr PIERRA, ancien moniteur de la Clinique d'accouchements de la Faculté de Médecine de Paris.

Chirurgie infantile et Orthopédie. — Dr VEAU, chirurgien des hôpitaux. — Dr MAYET, ancien assistant d'orthopédie à l'hôpital des Enfants-Malades, chirurgien-adjoint de l'hôpital Saint-Joseph.

Maladie des yeux. — D^r D'AYRENX, chef de clinique à l'hôpital St-Joseph, oculiste du dispensaire Furtado-Heine. — Dr ONFRAY, assistant d'ophtalmologie des hôpitaux.

Maladie de la Gorge, du Nez et des Oreilles. — Dr CAUZARD, chirurgien-adjoint du dispensaire Furtado-Heine.

Maladie des Dents. — Dr RÉAL, dentiste de l'hôpital St-Joseph.

Rayons X et Radiothérapie. — Dr FLEIG, assistant de radiologie à l'hôpital Saint-Louis.

Électricité médicale. — Dr LAQUERRIÈRE.

Méthode de l'Examen clinique médical. — Dr GANDY, médecin des hôpitaux.

Thérapeutique pratique. Hygiène alimentaire et Régimes. — D^r DE GRANDMAISON DE BRUNO, ancien interne des hôpitaux.

Maladies des Nouveaux-Nés. — Dr ROGER, médecin de l'hôpital Péan.

Maladies des Enfants. — Dr MESLAY, médecin de l'hôpital St-Joseph.

Traitement de la Diphtérie. — Dr FLOURENS, ancien interne des hôpitaux de Paris, chef du laboratoire de l'hôpital Hérold.

Déontologie médicale. — Dr SURBLED, médecin de l'hôpital Anne-Marie.

Maladies du Système nerveux. — Dr THOMAS, ancien interne des Hôpitaux de Paris.

Maladies de la Peau. — Dr LENGLET, ancien interne des hôpitaux de Paris.

Méthodes de Laboratoire. — Dr LORRAIN, médecin de l'hôpital Saint-Joseph.

Hydrothérapie et Traitement par les Agents physiques. — Dr DUBOIS DE SAUJON.

Massage. — Dr RABIER.

Médecine légale et Accidents du travail. — Dr RONDEAU.

Cours sur les stations thermales, sous la direction du D^r D'ARBOIS DE JUBAINVILLE, par MM. les Drs JEANNEL (du Mont-Dore), MONSSEAUX, (de Vittel), MAGE (de Châtel-Guyon), MAUBAN (de Vichy), PIATOT (de Bourbon-Lancy), SERSIRON (de la Bourboule), VOISIN (d'Aix-les-Bains).

Cours de Physiologie générale sur la cellule, par M. BRIOT, docteur ès-sciences, agrégé de l'Université.

CONFÉRENCES données par l'E. M. C. en 1908.

Traitement du Cancer par la Fulguration. — Conférence par le D^r DE KEATING HART.

Le Radium : ses applications thérapeutiques. — Conférence par M. le Dr BARCAT.

En plus des consultations assurées par les professeurs de l'Enseignement Médical Complémentaire au Dispensaire-Ecole, des consultations régulières sont données par MM. les Drs GIRON, MORLET, ancien interne des hôpitaux de Paris, et TRANNOY, ancien interne de l'hôpital Saint-Joseph.

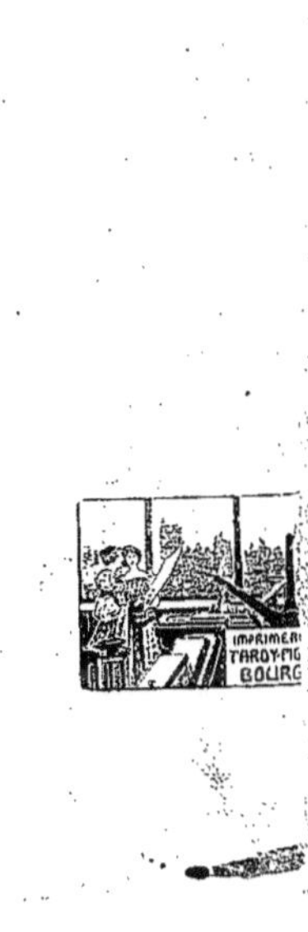

IMPRIMERIE
TARDY-MG
BOURG